ÉPIDÉMIE

VARIOLIQUE

DE

LA COMMUNE D'ÉGREVILLE

En 1870

(SEINE-ET-MARNE)

RAPPORT MÉDICAL

PRÉSENTÉ A L'ACADÉMIE DE MÉDECINE
ET HONORÉ D'UNE MÉDAILLE D'ARGENT DU MINISTRE DE L'AGRICULTURE ET DU COMMERCE
SUR LA PROPOSITION DE L'ACADÉMIE

Par le docteur Émile BESSIÈRES

MEMBRE HONORAIRE ET LAURÉAT DE LA SOCIÉTÉ PROTECTRICE DE L'ENFANCE
LAURÉAT DE LA SOCIÉTÉ D'ENCOURAGEMENT AU BIEN
MEMBRE CORRESPONDANT DE LA SOCIÉTÉ DE MÉDECINE PRATIQUE DE PARIS

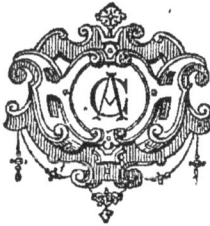

PARIS

IMPRIMERIE CENTRALE DES CHEMINS DE FER

A. CHAIX ET Cie

RUE BERGÈRE, 20, PRÈS DU BOULEVARD MONTMARTRE

1875

ÉPIDÉMIE

VARIOLIQUE

ÉPIDÉMIE
VARIOLIQUE

DE

LA COMMUNE D'ÉGREVILLE

En 1870

(SEINE-ET-MARNE)

RAPPORT MÉDICAL

PRÉSENTÉ A L'ACADÉMIE DE MÉDECINE
ET HONORÉ D'UNE MÉDAILLE D'ARGENT DU MINISTRE DE L'AGRICULTURE ET DU COMMERCE
SUR LA PROPOSITION DE L'ACADÉMIE

Par le docteur Émile BESSIÈRES

MEMBRE HONORAIRE ET LAURÉAT DE LA SOCIÉTÉ PROTECTRICE DE L'ENFANCE
LAURÉAT DE LA SOCIÉTÉ D'ENCOURAGEMENT AU BIEN
MEMBRE CORRESPONDANT DE LA SOCIÉTÉ DE MÉDECINE PRATIQUE DE PARIS

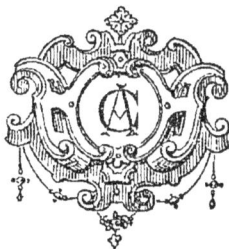

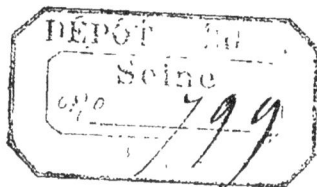

PARIS
IMPRIMERIE CENTRALE DES CHEMINS DE FER
A. CHAIX & Cie
RUE BERGÈRE, 20, PRÈS DU BOULEVARD MONTMARTRE
1875

A Monsieur l'abbé DENIS

curé d'Égreville

En vous priant d'agréer l'hommage de ce petit ouvrage, j'ai voulu avouer publiquement, Monsieur le Curé, les sentiments d'admiration et de profonde reconnaissance qu'a su m'inspirer votre dévouement au milieu de cette cruelle épidémie.

D^r Ém. Bessières.

CONSIDÉRATIONS GÉOGRAPHIQUES

ET CLIMATOLOGIQUES

ÉGREVILLE, gros bourg de mille huit cents habitants, présente une certaine importance sous le point de vue commercial.

Entourée de plusieurs villages, cette localité forme relativement un petit centre pour les pays voisins, dont elle facilite l'écoulement des produits agricoles à l'aide de ses marchés et de ses foires.

Situé tout à fait au sud de l'arrondissement de Fontainebleau, Égreville se trouve limitrophe des départements du Loiret et de l'Yonne.

Bâti au milieu d'un plateau de 4 à 5 lieues de diamètre, il forme le centre d'une immense plaine couverte de céréales et de prairies artificielles, et coupée de place en place par quelques bois qui se reliaient anciennement vers l'ouest aux bois de Nemours, et vers le sud, à la forêt de Montargis.

Ce plateau est limité au nord par la vallée du Lunain, à l'ouest par la vallée du Loing, au sud par la vallée du Bez, et à l'est il s'étend par des pentes assez douces jusque sur le territoire de l'arrondissement de Sens, en suivant la direction de l'ancienne voie romaine d'Orléans à Sens.

Cette route, après avoir formé la séparation des deux départements de Seine-et-Marne et du Loiret, s'enfonce directement de l'ouest à l'est dans le département de l'Yonne.

La situation élevée d'Égreville (environ 140 mètres d'altitude) est très-favorable à la salubrité du pays. Aussi les épidémies étaient-elles inconnues dans ce lieu favorisé. Exposé à tous les vents, l'air y est très-vif, le froid très-rigoureux, et en été, la chaleur, bien que très-forte au milieu de cette plaine et sur ces longues routes sans ombrage, y est facilement tempérée par les plus légers courants d'air.

Dans de telles conditions, les maladies sont assez rares, et celles qui dominent sont, en hiver et au printemps, les affections aiguës des voies aériennes, les ophthalmies et les affections cérébrales après la moisson. En automne, les fièvres intermittentes sont rares dans la plaine et plus fréquentes dans les vallées voisines, mais jamais pernicieuses. Le type tierce domine. La fièvre typhoïde n'existe qu'à l'état sporadique, et le choléra est inconnu, tandis qu'à quelques kilomètres d'Égreville, le long des vallées, cette affection a fait de très-grands ravages de 1852 à 1854.

Quant aux phthisiques, ils sont rares, et les quelques cas exceptionnels qui s'y trouvent ne peuvent vivre longtemps au milieu de cet air si vif. La dégénérescence prend rapidement la forme galopante.

D'une façon générale les affections épidémiques et contagieuses ne s'y greffent pas facilement, ce qui doit être dû aux grands mouvements atmosphériques et au renouvellement constant d'un air très-pur.

Ainsi, il y a une dizaine d'années, une épidémie de croups et d'angines couenneuses ravageait la commune de Branles, à 4 kilomètres d'Égreville, et malgré les rapports journaliers entre les deux pays, notre localité n'eut que deux ou trois cas d'affections pseudo-membraneuses.

A Rémauville, autre localité située à 6 kilomètres et sur le même plateau, une violente épidémie de rougeoles se déclara il y a environ quatre ans. Chaque maison avait un ou plusieurs malades; l'école était déserte, faute d'écoliers valides.

Cette épidémie, qui fut du reste assez bénigne, puisqu'elle n'entraîna la mort d'aucun enfant, me fit faire de nombreuses visites dans ce pays.

Il m'arriva alors ce qui s'est déjà vu en pareil cas : je ne fus pas contaminé, malgré mes rapports fréquents avec les malades, mais, par mes vêtements, je transportai la maladie chez moi et la donnai à mes enfants.

Aucun autre enfant du pays ne fut atteint.

Dans des conditions hygiéniques si favorables, notre localité se croyait à l'abri de tout danger, lorsqu'une épidémie variolique à forme maligne vint fondre sur nous avec une violence extraordinaire.

Les communes voisines étaient à peu près épargnées, tandis que pour nous seuls semblait réservée toute la gravité du mal.

Égreville, ainsi que le laisse deviner sa position élevée, est entièrement privé d'eau. Les puits y sont très-profonds, environ 80 pieds; aussi les eaux pluviales sont-elles recueillies de place en place, dans des mares assez mal entretenues et servant d'abreuvoirs pour les bestiaux.

En été, ces mares se dessèchent en partie et laissent dégager des miasmes fétides que les courants atmosphériques entraînent facilement.

Cependant la sécheresse ayant été, cette année, réellement exceptionnelle, n'y a-t-il pas eu là une cause d'aggravation pour notre épidémie?

C'est ce que je vais chercher à étudier dans le prochain chapitre.

MARCHE ET DÉVELOPPEMENT

DE L'ÉPIDÉMIE.

Depuis onze ans je n'avais vu que deux varioles très-légères à Égreville, et cela devait être, puisque chaque année toutes les vaccinations sont faites avec beaucoup de soin, vers le mois de mai, par les médecins et les sages-femmes de la localité ou des environs.

Aucune mère ne voudrait oublier cette petite opération, car aucune n'en méconnaît l'utilité.

Les vieillards du pays se souviennent qu'une épidémie variolique vint frapper les enfants il y a environ soixante ans ; les adultes furent à peu près épargnés.

A cette époque, la vaccine était inconnue ici, comme dans beaucoup de villages de France ; aussi cette épidémie put exercer librement ses ravages, et les plus jeunes enfants en furent les premières victimes.

Dans notre récente épidémie, au contraire, la vaccine préserva tous nos petits enfants ; mais, ainsi que le fera voir la suite de ce Mémoire, les adultes payèrent un large tribut au fléau.

Parmi les personnes atteintes de variole, j'ai eu trois récidives, nos 175, 185, 186 (1).

Le n° 175 avait eu une variole discrète un an avant.

Cette épidémie frappa 211 personnes divisées ainsi qu'il suit sous le point de vue des âges et des sexes :

Garçons, de la naissance jusqu'à 10 ans............	5
— de 10 à 20 ans.........	20
Hommes, de 20 à 73 ans.........................	74
Filles, de la naissance jusqu'à 10 ans...........	7
— de 10 à 20 ans........................	20
Femmes, de 20 à 82 ans.........................	85
TOTAL........	211

Nous voyons que, sur ces 211 varioleux, il n'y eut que 12 enfants jusqu'à 10 ans.

Sur ces 12 enfants, 6 n'avaient pas été vaccinés (j'en dirai plus loin la raison), et parmi les 6 autres, j'en trouve 4 de 8, 9 et 10 ans; les deux derniers avaient 3 ans 1/2 et 7 ans 1/2.

---

(1) Ces numéros correspondent aux noms de chaque malade suivant l'ordre chronologique, ainsi qu'il est indiqué dans le tableau général qui accompagnait ce Mémoire lors de sa présentation à l'Académie, tableau que l'auteur n'a pas cru devoir reproduire ici.

Ces deux enfants avaient-ils été bien vaccinés ?
Le vaccin était-il de bonne qualité ? Les parents ne
purent me donner aucun renseignement précis.

Mais ce petit aperçu peut nous permettre d'affirmer que, le plus souvent, le vaccin préserve de la
variole pendant une dizaine d'années environ.

Depuis le mois de novembre 1869, la variole sé-
vissait à Paris, lorsqu'à la fin de décembre, un enfant demeurant sur la limite de la commune fut
atteint d'une variole confluente.

Ce petit malade avait 7 ans 1/2 ; il avait été vacciné, me dit la mère, à l'âge de quelques semaines.
Je n'avais pas de vaccin et ne pouvais m'en procurer,
de sorte que le frère du petit malade, qui n'avait
que 5 mois, ne put être vacciné de suite : dans le
courant de janvier 1870, il fut frappé à son tour
d'une variole discrète.

Avant d'aller plus loin, je dois expliquer pourquoi
sur les douze enfants atteints, six n'étaient pas
vaccinés.

A la campagne, l'habitude est de vacciner seulement pendant le mois de mai. Par suite d'un
préjugé fort répandu, le médecin ne peut faire perdre
cette habitude, et cela est fort regrettable parce que
nous n'avons pas toujours facilement du vaccin, et
si nous ne pouvons pas arriver à faire toutes nos

vaccinations en mai, certaines mères préfèrent remettre l'opération à l'année suivante.

Si au contraire on nous permettait de vacciner
quelques jours après la naissance, nous aurions de
semaine en semaine d'excellent vaccin.

Peu de temps après le fait de ce petit malade,
quatre autres cas de variole se déclarèrent dans la
commune de Branles, voisine d'Égreville.

Ces cas de variole furent importés dans cette commune par un marchand de bestiaux (n° 5) qui avait
été contaminé dans un voyage qu'il fit dans les environs de Montargis.

Je crus un instant que ces quelques cas resteraient
isolés ; mais le mois suivant, en février, un nouveau
cas se déclara dans un hameau d'Égreville. Un jeune
homme (n° 7) en faisant des transports de bois dans
les environs, rentra chez lui quelques jours après,
avec tous les symptômes d'une variole, qui ne fut
que discrète.

Avec le mois de mars, quatre nouveaux cas écla-
tèrent.

Évidemment le danger menaçait ; l'épidémie de
Paris gagnait les campagnes, et les villes de notre
voisinage, Fontainebleau, Montargis, Ferrières, Cour-
tenay, en présentaient quelques cas isolés.

Il semblait que le cercle morbide qui nous entourait tendît de jour en jour à se resserrer davantage. Les hameaux qui se trouvaient aux limites du pays étaient atteints, bientôt ce serait le centre même.

Le danger était pressant ; je voulus y parer, le plus promptement possible, en proposant de vacciner tous les habitants au-dessus de dix ans.

Quelques bons esprits me comprirent et se rendirent à mes sollicitations; mais la plupart me refusèrent.

Sur ces entrefaites, avril arriva, et avec lui neuf nouveaux cas de variole. La plupart des petits enfants étaient vaccinés, mais fort peu d'adultes se rendaient.

Je fis de nouvelles tentatives,.... mais, hélas ! que de luttes n'ai-je pas eu à soutenir !

Le bruit s'était répandu que des médecins de Paris refusaient de vacciner en temps d'épidémie.

Se laisser vacciner dans un pareil moment, c'était, disait-on, se placer dans une mauvaise prédisposition, c'était ouvrir la porte au virus et faciliter son introduction dans l'économie.

Que de théories n'inventèrent pas, à ce sujet, même les plus ignorants !

Mais je veux prouver de suite par des faits positifs toute l'absurdité de cette théorie qui, maladroitement propagée, a causé la mort de beaucoup de personnes qui avaient refusé de se laisser vacciner.

Parmi les *cinq cents* personnes auxquelles je suis parvenu à inoculer le vaccin, *six* sont tombées malades, *une* a eu une variole, *cinq* une varioloïde, dont deux confluentes.

Mais ces six faits prouvent justement l'innocuité de la vaccine, car si je compare les dates des vaccinations et les dates du début de la maladie, je trouve les chiffres suivants, qui ont un très-grand intérêt :

	1	2	3	4	5	6
Vaccinations..........	30 juin	7 juillet	10 juillet	11 juillet	14 juillet	16 juillet
Début de la maladie..	6 juillet	12 —	16 —	15 —	15 —	22 —
Numéros du tableau..	**166**	**173**	**180**	**179**	**187**	**187**

Devant de pareils faits, je crois pouvoir affirmer que loin d'avoir provoqué le développement de la varioloïde chez ces six malades, je les ai plutôt préservés d'une variole grave, car il est évident que je les ai vaccinés *tous les six*, lorsqu'ils étaient déjà dans la période d'incubation.

Mon vaccin, qui dans ces six cas a parfaitement pris, a donc agi comme palliatif.

Je reviens à mes vaccinations. Je fis apposer des affiches pour instruire la population et lui apprendre avec quelle facilité Paris et toutes les grandes villes acceptaient le vaccin à tout âge et en toute saison.

On arracha mes affiches, sous le prétexte qu'elles effrayaient les pays voisins et, en éloignant les clients de nos marchés, faisaient beaucoup de tort au pays.

Il fallut me résigner et attendre ; mais le mal ne marchait plus, il courait. *Quarante-neuf* personnes furent atteintes en mai, et *quatre-vingt-huit* en juin.

Il s'opéra alors un revirement rapide dans l'opinion publique : on mit autant d'empressement à vouloir se faire vacciner qu'on avait mis d'opposition à accéder dans le principe à cette petite opération.

Je ne pouvais plus satisfaire à toutes les demandes, le vaccin me manquait, et en deux mois j'eus beaucoup de peine à faire près de *cinq cents* vaccinations.

Beaucoup échouaient, il fallait recommencer plusieurs fois pour arriver à un résultat certain.

Cependant ces vaccinations répétées firent diminuer le nombre des varioleux. De *quatre-vingt-huit* qu'ils étaient en juin, ils ne dépassèrent pas en juillet le nombre de *trente-cinq.* Août n'en présenta plus que *neuf,* septembre *huit,* et enfin l'épidémie se termina en octobre par *deux* cas seulement.

En suivant avec attention le développement et la marche de cette épidémie, nous devons reconnaître que la variole a été importée dans notre localité par des voituriers qui se sont trouvés contaminés dans les pays voisins pendant leurs voyages.

Cette épidémie, qui resta longtemps stationnaire et qui paraissait hésiter dans son développement, ainsi que le prouve le tableau suivant :

1869	Décembre......	1
1870	Janvier........	5
—	Février........	1
—	Mars..........	4
—	Avril..........	9
—	Mai...........	49
—	Juin...........	88
—	Juillet.........	35
—	Août..........	9
—	Septembre.....	8
—	Octobre........	2
	TOTAL........	211

aurait pu être conjurée à temps si j'avais eu le bonheur d'être en rapport avec une population plus instruite et moins prévenue contre la vaccine par suite des bruits mensongers qui s'échappaient de la capitale.

En effet, j'avais commencé mes vaccinations en février, alors que je n'avais eu encore que *cinq* ou *six* cas de variole, au lieu de les commencer en mai, comme d'habitude.

Il est à remarquer que pendant toute la saison froide et le commencement du printemps, les cas de variole furent peu nombreux. Ce n'est que pendant la seconde moitié du mois de mai, tout le mois

de juin et la première moitié de juillet que l'épidémie atteignit son maximum d'intensité.

Un fait digne de toute notre attention, c'est que
pendant cette période, la chaleur fut extrême : pendant plus de deux mois, il ne tomba pas une goutte
d'eau. Il faisait un vent d'est ou de nord-est, extrêmement sec.

Toutes les pièces d'eau étaient à peu près des-
séchées.

M. le docteur Goupil, de Nemours, médecin des
épidémies de Fontainebleau, dont je ne puis passer
sous silence les bienveillants conseils et le dévouement, a observé comme moi-même ces influences
atmosphériques. Nous avons également fait une re-
marque fort intéressante :

A l'entrée du pays se trouve une vaste pièce d'eau
alimentée seulement par les eaux pluviales. Cette
pièce d'eau, qui dans certains endroits peut présen-
ter plus d'un mètre d'épaisseur d'une boue noire
et fétide, était plus d'à moitié tarie. Le matin et le
soir surtout, il s'en dégageait des miasmes d'une
fétidité repoussante.

Toutes les varioles qui se déclarèrent dans le voisinage de cette pièce d'eau furent confluentes, et
les malades moururent à peu près tous.

Pour moi je ne mets pas en doute que si la présence de cette mare n'était pas la cause de la maladie, il se formait en ce point des émanations qui contribuaient à augmenter la gravité de l'affection en lui donnant un caractère pernicieux.

Lorsque j'aborderai la question du traitement, je ferai voir ce fait remarquable que l'acide phénique ne me rendait aucun service, tandis que le sulfate de quinine à haute dose a plus d'une fois enrayé les accidents.

Quant à l'influence de l'âge et du sexe sur la maladie, le petit tableau de la page 6 nous a fait voir que les jeunes gens avaient été atteints de préférence aux enfants (20 : 5 ou 7) et les adultes de préférence aux jeunes gens (74 ou 85 : 20).

Les femmes ont été atteintes plus souvent que les hommes (85 : 74), et cependant chez celles-ci, la mortalité a été moins grande.

Le tableau suivant nous indique, sur les 211 personnes atteintes par l'épidémie, les cas de mort selon l'âge et le sexe :

SEXES :	Morts	Attein
Garçons, au-dessous de 10 ans.	0	5
do de 10 à 20 ans. . . .	1	20
Hommes.	16	74
A reporter. . . .	17	99

SEXES :	Morts	Atteiuts
Report	17	99
Filles au-dessous de 10 ans	2	7
d⁰ de 10 à 20 ans.	1	20
Femmes. . . . . (1).	10 ·	85
Total. . .	30	211

Parmi les causes auxquelles nous pouvons ratta-
cher ces trente décès j'ai constaté :

9 cas par variole hémorrhagique (*variole noire*),

6   —   résorption purulente,

7   —   sidération nerveuse,

1   —   laryngite pustuleuse et gangrène de la
        bouche,

1   —   abcès multiples.

Afin de nous rendre compte des éléments qui ont
dominé dans cette épidémie et de son caractère
propre, nous étudierons successivement les diverses
phases de la maladie en la divisant en cinq périodes.

---

(1) Deux de ces morts ont eu lieu dans la commune de Branles, et ont été portées à tort sur ce tableau. Le nombre des
décès pour Égreville n'a été que de vingt-huit.

CONTAGION ET INCUBATION

Avant de commencer l'étude des symptômes, je veux dire quelques mots de la Contagion et de l'Incubation.

Le plus souvent la durée de *l'Incubation* m'a complétement échappé, parce qu'il m'était toujours très-difficile de préciser le moment de l'infection chez chaque malade.

Cependant dans certaines circonstances exceptionnelles, j'ai pu m'assurer que quelques contaminés ayant eu des relations, même très-passagères, avec des varioleux (une demi-heure et souvent moins, de conversation ou de séjour dans la chambre du malade), c'en était assez.

A la suite de cette unique visite, les symptômes se déclaraient chez le visiteur après une période qui variait de huit à dix jours.

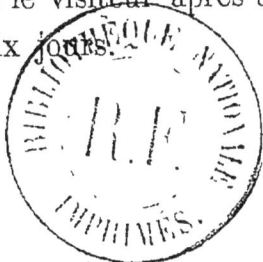

Se trouvait-il dans la période d'incubation quelque signe qui pouvait me faire supposer que la variole allait se déclarer ?

Le plus souvent rien ou peu de chose. Un peu de lassitude générale, une légère diminution de l'appétit et quelquefois un sentiment de tristesse inexplicable.

Mais en temps d'épidémie beaucoup de personnes éprouvent ces prodromes sans être jamais atteintes.

Il y a cependant un aspect particulier de l'œil qui se constate même *avant les autres symptômes*, et qui peut faire prévoir qu'une variole va se déclarer : l'œil est plus brillant.

Il n'est pas brillant et humide comme dans la rougeole, il est simplement brillant ; le regard semble plus fixe, et ce reflet lumineux qui donne la vie à la physionomie, semble plus étendu.

J'ignore si cette observation a déjà été faite ou si elle est une pure illusion, mais il me semble avoir presque toujours remarqué ce caractère spécial du regard, surtout dans les varioles qui devaient être graves. .

Certes si la contagion est un phénomène bien inexplicable, c'est surtout dans cette épidémie qu'il m'a été donné de le constater, et aussi de tomber de surprise en surprise.

Ainsi, d'une part, j'ai vu des personnes ne rester que quelques minutes dans la chambre d'un varioleux, et au bout de huit à dix jours tomber malades ; d'autre part, des personnes qui n'avaient pas été vaccinées depuis trente ou quarante ans étaient indemnes de toute contagion.

Je dois, à ce sujet, rappeler un fait très-remarquable d'immunité :

M. le Préfet, reconnaissant la grande frayeur qui existait chez les habitants et leur peu d'empressement (je devrais dire, pour quelques-uns, leur refus) à soigner même leurs parents ou leurs amis, m'envoya, de Melun, deux Sœurs de Bon-Secours pour me venir en aide.

Avant d'aller plus loin, je veux adresser ici des remercîments publics à ces courageuses et excellentes femmes, *pour le dévouement sans bornes dont elles firent preuve jour et nuit.* Je puis affirmer que sans elles beaucoup de malades n'auraient pas même reçu les soins les plus indispensables sous le point de vue de l'hygiène et de la propreté.

Dès leur arrivée, je les vaccinai, ainsi que M. l'abbé Denis, notre excellent curé, qui ne quittait un malade que pour courir auprès d'un autre. L'opération échoua, et jusqu'à cinq ou six fois je la renouvelai sans succès. Je me vaccinai également, et toujours sur de très-beaux enfants : l'insuccès fut le même et aucun de nous ne fut contaminé.

L'une de ces religieuses, sœur Philothée (1), avait une telle insouciance du danger, qu'elle évitait de prendre les précautions les plus élémentaires.

Lorsqu'il s'agissait d'ensevelir les morts, elle retroussait ses manches au-dessus des coudes et enlevait les effets du mort pour lui remettre du linge blanc; mais dans cette manœuvre, il arrivait souvent que l'épiderme se détachait par lambeaux, et le pus s'écoulait sur ses mains et ses avant-bras mis à nu.

Ce ne fut qu'après mes vives instances qu'elle consentit à se graisser d'huile les mains et les avant-bras pour se livrer à cette opération.

Et pendant près de deux mois, cette courageuse fille donna nuit et jour les soins les plus assidus et les plus dévoués à tous nos varioleux, sans éprouver le plus petit malaise.

Ces faits et bien d'autres, que je pourrais citer, nous prouvent que la contagion est nulle s'il n'y a pas une prédisposition spéciale, si, en un mot, le terrain n'est pas préparé.

C'est là tout le secret de la contagion, mais malheureusement nous n'avons aucune donnée qui

---

(1) Je ne puis résister au plaisir de publier ici le nom de cette religieuse si digne du beau titre de Sœur de Bon-Secours.

puisse nous indiquer si la prédisposition existe, si le terrain est prêt.

Ce qui prouve bien encore qu'il y a là une question de terrain, c'est le fait suivant :

Une variole confluente se déclare dans une famille composée de quatre ou cinq personnes logées dans une seule chambre sombre, étroite, malsaine en apparence. Au premier abord, le médecin est entraîné à penser que tous ces pauvres gens sont voués fatalement à la variole confluente.

Il y a là, pense-t-il, un encombrement dont tout le monde supportera les tristes conséquences. Pas du tout.., on est tout surpris de voir que si, à la vérité, la contagion existe, l'un aura une variole discrète, un autre une varioloïde, et un troisième une confluence.

Pour me servir d'une expression populaire, je pourrais dire que la variole ne s'acquitte pas toujours en grosses pièces, mais qu'elle répand souvent sa petite monnaie.

On croirait réellement que malgré la gravité des varioles qui les entourent ou les approchent, certains contaminés n'ont que ce que leur prédisposition individuelle leur permet d'avoir.

Ils ont ou ils n'ont pas l'aptitude à la *réceptivité*, et cela à des degrés toujours très-différents.

Cependant, si nous n'avons pas de données qui puissent nous indiquer les prédispositions individuelles, j'ai constaté des présomptions, et en attendant mieux, il est sage de les prendre en considération. Je dis présomptions, parce que les faits, quoique nets, ne sont pas encore assez nombreux pour venir à l'appui de ma thèse.

Ainsi, la consanguinité est, à mes yeux, une cause prédisposante.

Un fait remarquable à l'appui entre tous.

Un homme (n° 200) est atteint d'une variole confluente. Ses trois sœurs viennent le voir et ne restent que quelques minutes dans sa chambre.

Quelques jours après, ces trois femmes ont la variole ; leurs maris les soignent nuit et jour et ne les quittent pas d'une minute ; ils n'attrapent rien, si ce n'est le mari du n° 209, qui est pris, quelque temps après sa femme, d'une varioloïde très-légère.

Le malade (n° 200), qui avait contaminé ses sœurs, meurt de sa confluence qui devient hémorrhagique.

Quelques jours après sa mort, sa femme (n° 203) a des symptômes très-graves ; on croit à une variole grave : pas du tout, il sort à peine quelques boutons de varioloïde très-légère.

Autre fait :

L'enfant (n° 63) a la variole ; sa mère (n° 103) la

gagne, puis les deux filles (nᵒˢ 108-117) de cette femme, et enfin, en dernier lieu, le mari de celle-ci est atteint.

Le frère (nº 157) de cette femme vient la voir ; il gagne la maladie et meurt (Il y a eu dans ces trois cas quatorze jours d'incubation ; c'est l'incubation la plus longue qu'il m'a été possible de constater). La domestique qui le soigne (non vaccinée) n'est pas contaminée.

Un second frère (nº 159), frère de mère, vient également la voir et gagne une violente confluence. Sa femme le soigne, sans être vaccinée ; il guérit et celle-ci ne ressent pas la plus légère indisposition.

Enfin la sœur (nº 155) de cette première femme (nº 103) vient également la voir quelques minutes avant sa mort.

Elle est prise quelques jours après d'une affreuse confluence, dont elle guérit cependant.

Son mari, qui n'avait pas été vacciné, et son fils, vacciné le 14 juillet, la soignent. Le fils est contaminé le 19 juillet et le mari n'a rien. Le vaccin était très-beau, mais cet enfant était déjà dans la période d'incubation.

Il est à remarquer que la contagion a eu lieu surtout à la période de dessiccation, et si, dans une famille composée de trois ou quatre personnes, tous

les membres étaient frappés, il arrivait quelquefois
qu'ils ne l'étaient que successivement, c'est-à-dire
que le second ne tombait malade que lorsque le
premier entrait en convalescence, ce qui faisait dire
très-philosophiquement à ces pauvres gens : « La variole est encore bonne fille, elle nous permet de nous
soigner tous à tour de rôle. »

INVASION

Le plus souvent, dans cette épidémie, tous les symptômes ordinaires de la variole se déclaraient franchement.

Presque toujours je pouvais constater les frissons du début, la fièvre, la chaleur vive sur toute la surface du corps, la turgescence de la face, la céphalalgie, l'œil brillant, ainsi que je l'ai dit plus haut; les douleurs lombaires, les nausées, les vomissements et la constipation.

C'était la règle générale; cependant quelquefois tous ces symptômes apparaissaient et la variole ne venait pas. Dans ce cas, nous avions réellement une variole sans éruption (*Variola sine variolis*).

La femme du nº 48 m'a présenté cet état pathologique d'une façon très-remarquable.

Chose singulière, elle prit par erreur 1 gramme 50

de sulfate de quinine qui était destiné à son mari, et aussitôt tous les symptômes alarmants disparurent.

Le contraire s'est présenté également, c'est-à-dire, une éruption se déclarait à la suite de quelques malaises, mais sans symptômes sérieux. J'ai eu trois cas de ce genre ; dans deux cas, les symptômes habituels furent remplacés par une surdité subite que le malade reconnaissait lui-même.

FRISSONS. — Ils ont toujours existé, si ce n'est dans plusieurs cas de varioloïde légère.

CHALEUR. — La chaleur vive se remarquait surtout dans les cas qui devaient devenir graves.

Plusieurs de ces malades accusaient aussi une sensation de picotements fort désagréables sur toute la surface du corps ; je n'ai pas pu constater l'état de la température du corps d'une manière bien régulière, les instruments me faisant défaut.

FIÈVRE. — La fièvre devenait généralement violente après les premiers frissons. Des varioloïdes ou des varioles discrètes m'ont présenté quelquefois une fièvre plus violente que des varioles qui devaient devenir fort graves. Le n° 164, qui a succombé à une variole suivie de résorption purulente, n'avait presque pas de fièvre au début ; il prétendait même n'éprouver aucun malaise et n'être pas malade. Dans les varioles graves, la fièvre persistait généralement après l'éruption ; il est vrai qu'elle n'était pas toujours continue, mais elle avait plutôt un type rémittent fort remarquable.

La CÉPHALALGIE est le symptôme qui a tourmenté le plus grand nombre de malades. Il est à remarquer que la chaleur et la sécheresse étaient excessives ; aussi cette céphalalgie était-elle le plus souvent accompagnée d'une soif ardente.

Quelques malades, par suite de la violence de ce mal de tête, ne pouvaient rester tranquilles dans leur lit, ils se levaient exaspérés et se frappaient la tête contre le dossier de la couchette ou contre la muraille.

J'ai pu constater que la céphalalgie n'était nullement en rapport avec la gravité de l'affection. Un mal de tête intolérable précédait quelquefois une très-légère variole.

RACHIALGIE. — Les douleurs lombaires au contraire ont été constatées surtout dans les cas graves.

Elles m'ont toujours paru d'un fâcheux pronostic. La rachialgie très-pénible a été, dans certains cas, le signe précurseur d'accidents nerveux.

LES NAUSÉES ET LES VOMISSEMENTS, presque toujours nuls dans les varioloïdes, étaient la règle générale dans les varioles.

J'étaïs à peu près sûr d'avoir affaire à une forte variole lorsque mon malade était pris de vomissements bilieux.

La Constipation était habituelle, et je n'ai eu que deux ou trois cas de diarrhée dès le début.

Cette période, qui a duré, comme de coutume, de deux à trois jours, ne m'a présenté aucun cas de convulsions ou de délire.

Ce que j'ai eu l'occasion de constater, ce sont des hémorrhagies dès le début; j'ai pu observer neuf cas d'épistaxis et une hémoptysie, chez une jeune fille.

Ces hémorrhagies ont été d'un heureux pronostic, car tous ces malades ont guéri.

J'ai pu également remarquer que chez plusieurs femmes la maladie paraissait avancer l'époque habituelle de l'hémorrhagie utérine.

Cette fonction physiologique devançant le moment habituel a toujours été favorable, et dans des éruptions confluentes, j'ai pu affirmer longtemps à l'avance un heureux pronostic.

ÉRUPTION

C'est généralement du troisième au quatrième jour que l'Éruption s'est faite, débutant le plus souvent par le visage, puis recouvrant successivement le cou, les mains, le tronc, les membres.

J'ai eu l'occasion d'observer, avant ou pendant cette éruption, d'autres éruptions qui se développaient concurremment avec la variole.

Au début, il y a eu quelquefois une miliaire très-prononcée, et ce n'est que le lendemain et le surlendemain que les taches varioliques apparaissaient à leur tour.

La scarlatine s'est montrée deux ou trois fois. Chez le n° 19 elle a été d'une intensité extrême. Au moment de la dessiccation la peau des pieds s'est détachée d'une seule pièce, formant une véritable paire de chaussures. Cette peau, dure et épaisse, était marquée de place en place par les pustules varioliques.

Chez deux malades (n° 22-91) il m'a été donné d'observer deux cas de *rash* très-remarquables.

Il est impossible de confondre cette affection avec la scarlatine, dont elle se rapproche beaucoup cependant, quant à l'aspect de l'éruption.

Le rash ne présente pas les symptômes généraux de la scarlatine. L'angine fait absolument défaut, et l'éruption, au lieu d'être généralisée, se trouve parfaitement localisée.

Dans les deux cas que j'ai observés, l'éruption, d'un rouge très-vif et pointillée comme la scarlatine, était limitée à la face interne des cuisses.

Deux malades m'ont présenté, avant l'éruption variolique, une éruption d'urticaire qui se liait à un mauvais état des voies digestives.

D'une façon générale, l'éruption était plus abondante sur les parties découvertes : le visage, les mains, les avant-bras. Ce fait, bien évident pour les varioles discrètes, n'était pas aussi général pour les varioles confluentes.

J'ai vu dans certaines confluences les parties les plus cachées être littéralement couvertes de pustules.

S'il est vrai de dire, d'une façon générale, que le danger était d'autant plus grand que l'éruption était plus abondante, j'ai vu cependant le contraire, car j'ai eu quatre cas de variole discrète qui se sont terminés rapidement par la mort.

. Le danger n'est pas dans la quantité de l'éruption, mais bien plutôt dans la qualité de cette éruption, c'est-à-dire dans la malignité pathologique, et peut-être aussi dans le mode d'évolution.

Les habitudes d'alcoolisme m'ont paru d'un fâcheux précédent. Les nos 44-55-92, qui avaient cette habitude depuis de longues années, sont morts très-rapidement.

La muqueuse buccale et pharyngée est très-souvent recouverte d'une abondante éruption, qui est très-pénible à supporter. En effet, elle gêne la déglutition et contribue, avec la congestion pathologique des glandes salivaires, au développement de ce ptyalisme si abondant chez certains malades.

Il est un moyen bien simple de l'enrayer et de soulager instantanément le malade : il suffit de cautériser chaque pustule avec le crayon de nitrate d'argent.

Certains malades qui ne pouvaient plus avaler une goutte de liquide ont pu boire immédiatement après, n'accusant même plus la plus légère douleur.

Un fait assez remarquable, c'est que sur une si grande quantité de malades, une seule pustule s'est développée sur le globe oculaire, chez le no 10.

Cet enfant a conservé une légère taie, qui ne nuit que fort peu à la vision.

Quelques hémorrhagies sont survenues à la fin de cette période : deux épistaxis, une hémoptysie et une hémorrhagie utérine (n° 191). Cette femme, qui avait été réglée huit jours avant de tomber malade, fut prise, à la fin de cette période, d'une abondante perte qui dura deux ou trois jours. Elle guérit cependant quelques jours après.

Avant d'aborder la période de suppuration, je veux parler d'un phénomène fort remarquable, que j'ai pu observer plusieurs fois.

A la fin de l'éruption, lorsque la période de suppuration va débuter par la fièvre de retour, le malade est pris tout à coup d'un délire violent, étrange qui n'a aucun rapport avec le délire habituel, l'état ataxique, que l'on peut remarquer pendant le cours de la suppuration et surtout à la fin de cette période chez certains sujets.

C'est principalement dans les varioles discrètes que j'ai rencontré ce phénomène, qui s'est terminé quatre fois par la mort.

Le malade est en bon état, il est calme, il n'a aucune souffrance; le pouls est à peu près normal; pas de céphalalgie. Tout à coup il se dresse sur son lit, il fait une question bizarre; il demande ou il voit quelque chose d'anormal.

L'un veut une chaise pour s'asseoir dans son lit, un autre demande pourquoi vous vous promenez sur ses rideaux; vous le questionnez, il répond qu'il va bien, il veut se lever pour aller se promener avec vous; il répond en riant à toutes vos questions.

Puis l'agitation augmente, il veut s'élancer hors du lit; il faut le contenir, il pousse des cris, des clameurs, il rugit, il est effrayant d'animation. Cette scène peut durer de une demi-heure à une heure et demie.

Bientôt le malade retombe prostré sur son lit; des convulsions toniques surviennent, les bras sont en pronation et fortement agités, les poings serrés, les muscles du visage se contractent, le corps se renverse fortement en arrière comme dans la méningite cérébro-spinale; le pouls se ralentit, les extrémités se refroidissent, le visage se cyanose, la respiration est profonde, stertoreuse, l'écume apparaît aux lèvres.

Enfin le malade s'affaisse tout à fait; les convulsions cessent, les membres se détendent, le visage devient livide, la respiration est de plus en plus rare et difficile, le pouls est insensible, et la mort vient terminer cette horrible scène, qui plonge dans la terreur les spectateurs impuissants à la combattre.

Si je cherche dans le cadre nosologique des

névroses, je ne trouve que l'éclampsie des femmes en couches qui puisse se rapprocher de cet état de nervosisme qui termine ce délire subit.

La marche foudroyante, la forme saccadée des convulsions, la gêne de la respiration et de la circulation, etc., tous ces accidents en effet semblent la rappeler.

Il n'y a pas là les symptômes d'un état congestif ou inflammatoire des centres nerveux.

La marche, trop lente pour une congestion ou une apoplexie, est trop rapide, trop foudroyante pour une inflammation.

J'ai constaté que ces accidents nerveux se développaient lorsque la température était très-élevée et très-sèche, et surtout chez les sujets qui avaient une éruption lente, difficile et rare.

Je vois là une véritable sidération nerveuse qui a sa raison d'être dans l'état de la température atmosphérique et dans la lenteur ou la difficulté de l'éruption chez des sujets très-nerveux et très-impressionnables.

Encore une observation singulière avant de terminer ce chapitre. J'ai remarqué que les varioleux qui se trouvaient dans une chambre obscure, dans des alcôves sombres et profondes, avaient une éruption moins abondante et des pustules moins développées.

Est-ce une coïncidence? Je l'ignore; mais le fait est là. Je regrette de n'avoir surpris ce phénomène qu'à la fin de l'épidémie, car j'aurais cherché à étudier cette question.

L'éruption variolique a beaucoup varié de forme et d'intensité suivant les sujets.

On pourra voir dans le tableau suivant les différentes formes qu'a présentées cette épidémie quant à l'éruption :

Varicelle.	1
Varioloïdes	40
Varioles discrètes	72
Varioles assez fortes.	21
Varioles fortes	5
Varioles confluentes.	72
	211

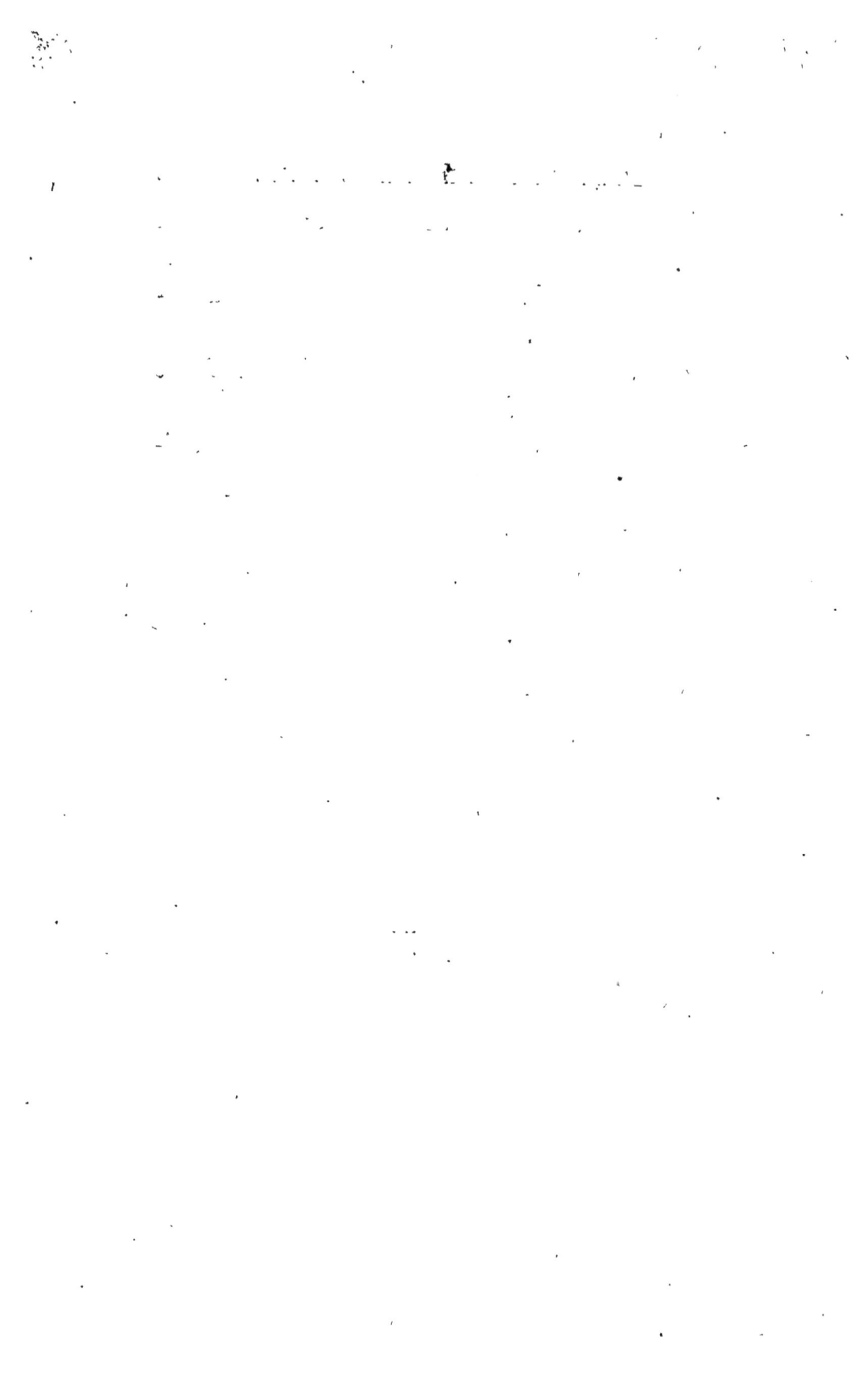

QUATRIÈME PÉRIODE

SUPPURATION

La fièvre, dite secondaire, qui précède la Suppuration, s'est montrée habituellement du quatrième au
sixième jour de l'éruption, peu de temps après la
tuméfaction de la peau.

C'est le moment où les malades semblent le plus
souffrir. La tuméfaction devient alors énorme, surtout au visage, aux pieds et aux mains. Les yeux
sont entièrement fermés, les narines obstruées, les
lèvres épaissies, le ptyalisme abondant, la déglutition
douloureuse, la parole embarrassée et souvent impossible par suite de l'empâtement de la langue et
du développement souvent considérable des pustules,
qui recouvrent toute la muqueuse buccale.

Dans certains cas très-graves, j'ai pu constater la
présence d'une laryngite pustuleuse qui menaçait
d'entraîner rapidement la mort du malade par suite
de la difficulté de la respiration.

La voix rauque, presque éteinte ainsi que l'aspect cyanosé du visage la faisaient facilement reconnaître.

Les mains sont tellement tuméfiées que les pauvres malades ne peuvent plus s'en servir. Cet état est pour beaucoup un véritable martyre.

La fièvre de retour ne se calme pas comme la fièvre du début, si ce n'est cependant dans les varioles légères ; mais lorsque la variole est confluente, j'ai vu la fièvre ne 'pas revêtir le type régulièrement continu, mais prendre plutôt le type rémittent et quelquefois même intermittent, surtout dans les varioles à forme adynamique.

A cette période le pronostic était assez facile à porter, car il dépendait beaucoup de la nature de la suppuration.

Dans les varioles confluentes, lorsque les pustules étaient hémorrhagiques, lors même qu'il ne paraissait y avoir aucune hémorrhagie viscérale, le malade était fatalement voué à la mort. Ces cas ont été malheureusement assez nombreux. Dans quelques varioles discrètes, j'ai vu également un certain nombre de pustules devenir hémorrhagiques, mais le malade guérissait si elles étaient peu nombreuses.

Lorsque le pus prenait une teinte d'un jaune citrin, le malade entrait rapidement en convalescence.

Si au contraire la pustule conservait un aspect

nacré foncé et paraissait rester molle et plate, ou même s'affaisser, le malade était perdu.

Du dixième au onzième jour, survenait un frisson violent qui était l'indice de la résorption purulente ; les pustules s'affaissaient, la parole s'embarrassait de plus en plus, le délire survenait et les extrémités devenaient froides et moites. Rien alors ne pouvait plus sauver le malade, et la mort arrivait vingt-quatre ou trente-six heures après le frisson.

DESSICCATION

Lorsque la guérison devait avoir lieu, c'était du neuvième au onzième jour que survenait la Dessiccation, cette période si impatiemment attendue par le malade.

Pour hâter cette dessiccation, j'avais pris l'habitude de faire ouvrir les pustules dès le début de la suppuration, surtout au visage et aux mains; le malade en éprouvait un bien-être qu'il réclamait ardemment.

Il est à remarquer aussi que, par cette pratique, non-seulement j'activais la dessiccation des pustules, mais encore, il m'a été possible de constater que, surtout chez les malades qui ne se grattaient pas, les cicatrices des pustules paraissaient moins nombreuses et moins visibles.

En se desséchant les pustules ont revêtu des formes extrêmement variées. Les unes étaient plates, en forme d'écailles, d'autres acuminées, en forme de perles, de verrues, de tubercules, etc., etc.

A la chute de ces croûtes les cicatrices sont également très-variables ; il est à remarquer que ce ne sont pas les plus fortes pustules qui présentent les cicatrices les plus difformes.

Ainsi j'ai constamment vu les pustules à base fort large être suivies, après leur chute, d'une seconde desquamation présentant une cicatrice très-fine en forme de gravure étroite et profonde.

Les affections consécutives ont été assez rares. Une seule fois j'ai constaté la présence d'une pleurésie gauche, peu de jours après le début de l'éruption.

Dans un cas suivi de mort, la formation du pus était si abondante, qu'elle eut lieu dans la plupart des organes.

Non-seulement le tissu cellulaire était envahi de tous côtés par des abcès nombreux, mais le tissu même des différents organes présentait des abcès.

Le malade finit par succomber à la formation d'abcès multiples dans les deux poumons.

Un fait assez remarquable, que j'ai constaté chez certains convalescents, c'est que les abcès multiples qu'ils présentaient n'étaient pas toujours très-visibles pour un observateur autre qu'un médecin. Ces abcès ne présentaient quelquefois ni chaleur, ni rougeur, ni gonflement; le malade accusait de la douleur au niveau d'une très-légère tuméfaction plus sensible au toucher qu'à la vue, et la pression du doigt donnait alors une très-petite sensation de fluctuation.

Chez beaucoup de malades, il y eut également une abondante éruption de furoncles.

Dans deux cas seulement je pus constater une violente diarrhée consécutive vers l'époque de la dessiccation : la constipation était la règle générale.

TRAITEMENT

S'il est certaines maladies pour lesquelles le médecin prudent doit savoir se résigner au triste rôle de spectateur, c'est surtout pour la terrible affection qui nous occupe.

Cependant l'expectation est à redouter, car s'il est vrai de dire qu'il n'y a pas de traitement spécial ou spécifique de la variole, il est urgent cependant de savoir bien saisir les indications et les contre-indications qui se présentent et de faire en sorte d'en comprendre la grande importance.

Au début ce qui tourmente le plus les malades, c'est la soif. Il faut y satisfaire.

J'avais l'habitude de donner des boissons qui n'étaient ni chaudes ni froides, mais à la température de la chambre, et de préférence les boissons légèrement acidulées à l'aide de l'orange, du citron, de la groseille ou de la cerise.

Très-souvent aussi il y avait un embarras gastrique assez prononcé ; la langue était sale, les

malades avaient du dégoût, de l'amertume de la
bouche, des nausées, un peu de douleur vers la ré-
gion hépatique.

Dans ces cas, j'administrais un léger vomitif
(*tartre stibié : 1/2 grain, Ipéca : 1 gramme*).

Ce purgatif est d'autant plus utile, que non-seulement il débarrasse les premières voies, mais encore il
provoque souvent une fluxion cutanée très-favorable
au développement rapide de l'éruption.

Il est très-important de maintenir dans la chambre
du malade un air très-pur et une chaleur modérée.
Aussi avais-je constamment à lutter contre cette
mauvaise habitude des malades et de leur entourage,
qui consiste à maintenir le varioleux dans une véritable étuve, à l'aide de couvertures et d'édredons.

Il n'y a rien de plus nuisible que cette pratique,
car on assujettit le malade aux congestions cérébrales.

Dans les grandes chaleurs que nous avons sup-
portées en juin, juillet et août, je laissais souvent
la porte et la fenêtre de la chambre du malade
ouvertes jour et nuit, le préservant seulement de
l'action du soleil et de la fraîcheur des nuits, et
évitant aussi de le placer dans un courant d'air.

La propreté est aussi de première nécessité : je
faisais changer de linge presque tous les jours. Quant
à l'odeur, quelquefois insupportable que répandaient

certains malades, je ne crois pas que je parvenais à la faire disparaître au moyen de l'acide phénique ; aussi n'avais-je que la prétention de la déguiser à l'aide du vinaigre phéniqué.

Je ne crois pas que l'acide phénique annihilait complétement les miasmes fétides qui se dégageaient de quelques varioleux ; il les modifiait simplement, quelle que soit la forme sous laquelle je pouvais l'employer.

Le plus souvent je n'ai pas reconnu l'utilité d'une saignée générale, les sujets pléthoriques étant peu nombreux ; mais ce qui m'a parfaitement réussi dans les violentes céphalalgies, lorsque l'application des sinapismes aux membres inférieurs ne semblait amener aucune déplétion de la tête, c'est l'application d'un très-petit nombre de sangsues (deux ou trois) aux apophyses mastoïdes.

La céphalalgie, qui mettait quelquefois les malades dans une si grande inquiétude, se calmait presque de suite.

Lorsque l'éruption était trop lente à venir et que le malade se trouvait par ce fait même dans cet état particulier de surexcitation, d'inquiétude et de malaise qui laisse deviner un véritable retard dans l'évolution de la poussée variolique vers la peau, je donnais en potion de 10 à 15 grammes d'acétate d'ammoniaque liquide avec addition de sirop d'éther et quelques gouttes de teinture d'aconit.

L'acétate d'ammoniaque, agissant comme excitant diffusible, provoquait quelques sueurs abondantes qui favorisaient le travail pathologique qui tendait trop lentement à se porter vers la peau.

Lorsque l'éruption arrive, il est deux nouveaux dangers, deux nouvelles souffrances pour le malade : le développement des pustules sur le globe oculaire et dans la gorge.

Sur les paupières et dans la gorge l'éruption était constante ; mais sur le globe oculaire elle fut heureusement très-rare : je ne l'ai constatée qu'une seule fois (n° 10).

Une légère cautérisation au nitrate d'argent faite immédiatement sur la pustule est encore ce qu'il faut préférer.

Le petit malade n'a conservé qu'une taie très-légère qui ne gêne nullement la vision.

Quant aux soins à donner aux paupières, ils doivent être de tous les instants. Je les faisais laver avec l'eau de mélilot à peine tiède, et lorsqu'on était parvenu à les décoller, des injections répétées entre les paupières et des onctions d'huile sur les paupières et sur tout le visage amenaient chez le malade un grand soulagement.

Quelquefois les pustules étaient si nombreuses sur le voile du palais, la luette, les piliers du voile et le pharynx, que la déglutition devenait impossible, tellement elle était douloureuse.

Chaque fois qu'il m'a été possible de la faire, j'ai constaté que la cautérisation au nitrate d'argent amenait un soulagement immédiat. Des malades qui ne pouvaient plus avaler une goutte de liquide, buvaient aussitôt, affirmant qu'ils ne sentaient plus de douleur dans l'acte de la déglutition.

A l'aide de gargarismes au miel rosat et au borate de soude, employés dans les cas légers, j'obtenais d'habitude une amélioration très-sensible.

Si les pustules se développaient sur la muqueuse du larynx, il y avait là quelquefois un danger imminent. La voix devenait rauque, presque éteinte, la cyanose se déclarait rapidement et la suffocation était imminente. J'ai eu un cas semblable (n° 50) qui a succombé très-rapidement.

J'ai voulu également essayer de cautériser la muqueuse laryngienne à l'aide d'un pinceau trempé dans une solution d'azotate d'argent; mais le malade, très-indocile, ne pouvait supporter cette opération.

C'est à l'époque de la fièvre de retour, au moment de la formation du pus, que j'ai constaté cet état de sidération nerveuse qui provoque chez les malades ce délire et ces convulsions violentes qui les enlèvent en quelques instants, ainsi que je l'ai décrit plus haut.

J'ai constaté d'une façon très-manifeste que si *dès le début* de ces premiers symptômes cérébraux, je pouvais faire une très-légère application de sangsues aux apophyses mastoïdes, ou recourir de suite à l'application d'un large vésicatoire à la nuque chez les sujets délicats, le malade était sauvé.

Les purgatifs légers donnés à cette période ont amené un soulagement réel chez la plupart des malades, par leur action dérivative.

Outre cette forme très-remarquable observée dans notre épidémie, et que je ne regarde pas comme de l'ataxie ordinaire, nous avons eu plusieurs cas d'ataxie, se développant surtout à la période de suppuration.

L'acide phénique, à l'intérieur, ne m'a donné aucun bon résultat; les révulsifs et les antispasmodiques m'ont paru plus rationnels.

Le caractère de malignité de l'épidémie a encore revêtu deux autres formes :

En premier lieu, la forme hémorrhagique, contre laquelle je dois avouer être resté tout à fait impuissant, si ce n'est dans les cas très-légers où les acides m'ont paru jouer un certain rôle. Mais je crois plutôt que ce rôle était bien secondaire et que tout le privilége de la guérison doit revenir à la nature seule; il y avait guérison parce que le cas était léger.

Quant à la seconde forme, je crois l'avoir réellement combattue. Il y a eu chez certains varioleux une tendance très-remarquable à la résorption purulente.

A partir du neuvième ou dixième jour, les pustules semblaient s'arrêter dans leur marche habituelle, le pus ne jaunissait pas, la pustule restait blême, il n'y avait pas de tendance vers une rapide dessiccation. Ce n'était pas encore l'affaissement de la pustule, mais je sentais que nous y courions. Il y avait là de l'adynamie.

Le pouls était petit mais fébrile, avec de fréquentes rémittences; la peau était moite, mais elle présentait peu de chaleur.

Le malade était indifférent, ne demandait rien, ou s'il demandait, il était inintelligible; il avait un peu de délire tranquille.

Chez les premiers malades qui ont présenté cette forme, j'ai voulu donner l'acide phénique, également à titre d'antiseptique, et j'ai le regret de dire que j'ai complétement échoué: *malgré toutes les promesses des expérimentateurs*, mes malades sont morts vers le onzième ou douzième jour, avec tous les signes de la résorption purulente.

Il y avait autre chose à faire. Je crus reconnaître là un type pernicieux ou au moins aggravé par les émanations paludéennes qui se dégageaient de nos mares infectes.

La chaleur et la sécheresse étaient fort intenses, et chaque jour ces miasmes devenaient de plus en plus fétides.

Je crois être dans le vrai en disant qu'il y avait là une indication formelle à l'usage du sulfate de quinine.

Je le donnai à la dose de 0 gr. 30 cent. toutes les six heures pendant trois jours, et concurremment je fis prendre aux malades 2 grammes d'extrait de quinquina dans les vingt-quatre heures.

J'étais dans la bonne voie, car tous les malades, tels que les nos 185-190-207-167-170 et plusieurs autres fort gravement compromis, chez lesquels il m'a été possible de faire à temps ce traitement, sont rapidement revenus à la santé; avant les trois jours écoulés, tous les symptômes de résorption, d'affaissement, d'adynamie disparaissaient ; les forces revenaient rapidement et l'appétit se manifestait très-net et très-franc.

J'ai voulu insister sur ce point, parce que je crois que c'est dans cette dernière forme surtout que se trouvait le type réellement pernicieux de l'épidémie.

Il y a là, je crois, un enseignement très-précieux, une question d'hygiène que cette épidémie vient mettre en relief d'une façon bien évidente.

Mais malheureusement nos commissions cantonales d'hygiène sont impuissantes pour agir *motu proprio*. Il faut que les réformes viennent de haut, c'est une question sans fin, et lorsque la réforme arrive, il n'est plus temps,... le mal est fait.

Egreville, juin 1871.

Après les considérations dans lesquelles je suis entré, je crois qu'il serait bien monotone de rappeler ici une série d'observations à peu près identiques et sans intérêt sérieux.

Cependant il est quelques faits très-remarquables que je désire décrire aussi complétement que possible : je choisirai parmi les cas les plus foudroyants de cet état nerveux spécial que j'ai désigné sous le nom de *sidération nerveuse*.

OBSERVATION I.

N° 45.

Madame C....... Adélaïde, vingt-sept ans, tempérament lymphatico-sanguin, constitution très-forte, très-belle santé, jamais malade. Vaccinée dans son enfance.

20 MAI. — Elle est prise de céphalalgie, de lassitude dans les membres et de rachialgie.

Quelques nausées, état saburral de la langue, dégoût des aliments.

Léger frisson, un peu de fièvre, quatre-vingts pulsations.

Je prescris un vomitif, infusion de tilleul.

21 MAI. — La céphalalgie et la rachialgie persistent. Le sentiment de lassitude a disparu. — Fièvre.

Sinapismes sur les extrémités. — Boissons délayantes.

22 MAI. — Apparition de quelques pustules varioliques sur le visage et sur les mains ; cette éruption sera très-discrète.

23 MAI. — La malade se sent mieux. La céphalalgie et la rachialgie ont diminué. L'éruption se fait bien, mais elle est peu abondante : une trentaine de pustules sur le visage au plus.

La malade voudrait manger, l'embarras gastrique semble avoir disparu. Limonade coupée avec de la tisane, quelques cuillerées de bouillon.

24 MAI. — La malade se sent tout à fait bien, elle voudrait se lever, elle cause, elle est gaie. Trop gaie peut-être ! J'attribue cette gaieté à ceci : elle a eu une contrariété assez sérieuse hier soir et elle veut me la dissimuler; mais je l'ai apprise indirectement.

Cependant il me semble que les pustules ne se développent pas vite; la peau est trop fraîche, il n'y a pas de moiteur. Pas de fièvre.

Cette visite du matin ne me tranquillise pas. Je prescris quelques grammes d'acétate d'ammoniaque dans l'infusion de tilleul. — Sinapismes aux extrémités, malgré que la malade n'accuse pas de céphalalgie; mais sa gaieté me déplaît, malgré la tranquillité de toute la famille.

Obligé de partir en campagne pour voir mes malades, je ne rentre que vers une heure de l'après-midi.

En moins d'une heure on était venu me chercher trois ou quatre fois pour cette dame.

On la dit mourante. J'accours aussitôt, et en effet je la trouve à l'extrémité. Elle a des convulsions violentes. Me souvenant de la contrariété de la veille, je crois à une simple attaque de nerfs; il n'en est rien.

Les convulsions sont d'une extrême violence. La malade pousse des cris furieux ; elle déchire ou brise tout ce qu'elle touche.

Le visage est cyanosé, l'écume apparaît à la bouche.

Application immédiate de sangsues aux apophyses mastoïdes, frictions énergiques sur toute la surface du corps, sinapismes de tous côtés, enveloppement complet avec la ouate, briques chaudes autour du corps.

Tout cela est inutile. Une demi-heure après, les convulsions cessent, la prostration arrive ; le visage devient grisâtre ; la respiration s'embarrasse de plus en plus, elle devient stertoreuse ; le pouls s'affaisse et la mort arrive.

Une application de sangsues faite le matin aurait-elle sauvé la malade ?

Je l'ignore encore, car c'était le premier fait de ce genre que je voyais, et la malade semblait si bien que la famille aurait probablement repoussé tout traitement actif à ce moment-là. J'ai été surpris. Cependant, depuis, j'ai eu des cas semblables, que j'ai pu sauver en faisant le traitement ci-dessus dès le début des accidents nerveux. Ainsi les n°s 113 et 156.

OBSERVATION II

N° **64.**

M. C......, instituteur, 29 ans. Tempérament essen
tiellement nerveux, constitution délicate. Souvent
malade. Prédisposition tuberculeuse, vacciné dans
son enfance. Refuse de se laisser vacciner de nouveau.

26 MAI. — Début par de la céphalalgie et un malaise général. Un peu de rhume. Embarras gastrique,
teinte du visage légèrement ictérique. Langue sale.
Rachialgie modérée; impatiences, grande frayeur de
la variole qui existe dans le pays, et cependant refus
de se laisser vacciner.

Repos au lit, diète, infusion de tilleul. Le malade
ne veut rien prendre. Ce n'est qu'un malaise, dit-il,
cela se passera avec le repos. Le soir, il survient un
frisson, il veut que je le purge du bas ; je refuse,
m'attendant à une éruption variolique dont je ne
veux pas entraver le développement.

27 MAI. — Le malade a eu un vomissement légèrement bilieux. Je prescris un vomitif.

Le soir il est mieux. Il se trouve soulagé de l'es-
tomac, le sentiment de lassitude a disparu. Il y a

5

un peu de fièvre, de quatre-vingts à quatre-vingt-dix
pulsations.

28 MAI. — Légère éruption variolique très-discrète. Pouls presque normal ; toujours un peu de
rachialgie. Peu de mal de tête. Le malade s'inquiète
toujours.

Boissons diaphorétiques, sinapismes aux extrémités.

29 MAI. — L'éruption marche bien ; elle sera discrète.
Vingt à vingt-cinq pustules sur le visage.

La toux est plus fréquente, il y a de la bronchite.

Potion kermétisée, boissons pectorales tièdes.

30 MAI. — Le malade s'inquiète toujours, il s'agite ;
pas de fièvre. Potion calmante légèrement éthérée ;
pas d'opium. — Lavement antispasmodique. Un confrère du voisinage, ami du malade, vient le voir. Il
le rassure, le tranquillise.

Il m'affirme, en particulier, que cette variole n'a rien
de grave, qu'elle est et sera insignifiante. Je ne suis
pas de son avis ; l'inquiétude du malade me gagne ;
le cas précédent, que je raconte au confrère, m'a
donné une expérience que je n'avais pas. Cependant
le confrère se retire, n'attachant qu'une médiocre
importance à mon observation.

Que faire ? J'ai un fâcheux pressentiment, j'en
suis attristé.

31 MAI. — Nous entrons dans le quatrième jour de l'éruption.

Un peu de fièvre, moins de toux. Le malade se plaint de faiblesses ; je lui donne un peu de bouillon.

Il n'est plus triste : son ami a su mieux que moi le tranquilliser.

Cependant je le trouve si faible que je lui ordonne une potion à l'extrait de quinquina, et je continue les antispasmodiques à petites doses.

Le soir, M. C...... se trouve tout à fait bien. Fièvre légère, moiteur ; l'éruption se fait bien ; nous allons entrer franchement dans la période de suppuration.

Pas de céphalalgie, du calme dans les idées ; l'agitation a disparu, le malade est plus gai, il a confiance : il voit qu'il va guérir.

Je me dis en sortant que je m'étais trompé ; j'avais cru voir dans cette inquiétude des symptômes d'ataxie qui n'existaient que dans mon imagination. Le confrère avait raison : j'ai eu peur.

NUIT DU 31 MAI AU 1er JUIN. — A 2 heures du matin, on accourt me chercher en me criant que M. C...... se meurt. J'accours aussitôt et j'ai le chagrin de constater les mêmes symptômes que chez la malade précédente.

La famille s'était couchée, laissant une garde près du malade : on le croyait si calme !

A une heure du matin, il se réveille tout à coup : il a peur, il a des visions, il crie. On cherche à le calmer, croyant que ce sont ses inquiétudes qui reviennent. Il veut s'élancer hors du lit, il déraisonne tout à fait. On lui applique les sinapismes ; ne pouvant parvenir à le calmer, on accourt me chercher.

A mon arrivée, il est sans connaissance, des convulsions violentes agitent tous ses membres. L'agitation de ses membres inférieurs est si énergique qu'il est parvenu à déchirer son matelas avec ses pieds et à en extraire un monceau de laine.

Il pousse des plaintes, des cris, des clameurs ; il rugit, il a l'écume à la bouche ; il a l'aspect d'un hydrophobe.

Quelques minutes après mon entrée dans la chambre il s'affaisse, prostré, sur son lit. Le visage se cyanose de plus en plus, les convulsions se terminent par des soubresauts des tendons.

Les extrémités se refroidissent graduellement.

La respiration s'embarrasse, elle devient de plus en plus rare ; le pouls devient filiforme et le malade s'éteint avant 3 heures du matin, c'est-à-dire une heure et demie après le début des accidents.

Comme dans le cas précédent, j'ai tout tenté, et mes tentatives ont complétement échoué.

J'ai examiné les urines de ces deux malades et n'ai pas trouvé d'albumine.

Trois autres malades atteints de variole discrète sont morts de la même façon et aussi rapidement ; ce sont les n°s 61, 93, 103.

Je ne puis voir dans ces faits autre chose qu'une véritable sidération nerveuse portée à ses dernières limites.

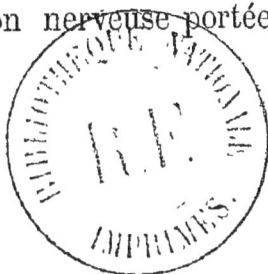

FIN

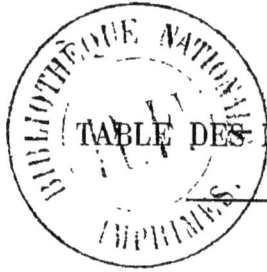

TABLE DES MATIÈRES

IMP. CENT. DES CHEMINS DE FER, A. CHAIX ET Cⁱᵉ, RUE BERGÈRE, 20, A PARIS. — 14546-4.

230

www.ingramcontent.com/pod-product-compliance
Lightning Source LLC
Chambersburg PA
CBHW070903210326
41521CB00010B/2045